LE TÉNIA.

ÉTUDES COMPARÉES

SUR

LE KOUSSO

POUR EN DÉTERMINER LES DOSES

CHEZ LE CHIEN

PAR

J.-M. DELSOL

Médecin-Vétérinaire,
Inspecteur de l'Abattoir et des Viandes de la ville
de Mirande, etc., etc.

MÉMOIRE

En réponse à notre contradicteur, M. X., phar-
macien-*spécialiste* à Mirande, etc., etc.

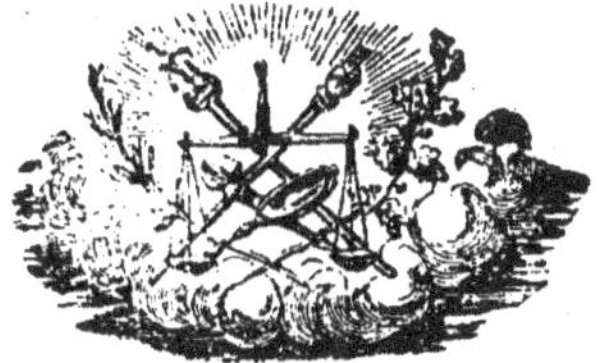

MIRANDE
Imprimerie Louis Labeyrie, directeur du *Messager*.

1880

E 9

ÉTUDES COMPARÉES

SUR

LE KOUSSO

POUR EN DÉTERMINER LES DOSES

CHEZ LE CHIEN

PAR

J.-M. DELSOL

Médecin-Vétérinaire,
Inspecteur de l'Abattoir et des Viandes de la ville
de Mirande, etc., etc.

MÉMOIRE

En réponse à notre contradicteur, M. X., phar-
macien-*spécialiste* à Mirande, etc., etc.

MIRANDE
Imprimerie Louis LABEYRIE, directeur du *Messager*.

—

1880

TABLE

LE TÉNIA.

Etudes comparées sur le kousso

doses (1).

- - - - -

1re PARTIE.

I.

Origine du ténia.

En médecine vétérinaire, comme en médecine humaine, on sait que le ténia ou *ver solitaire* (*tænia solium, tænia medio-canellata*, des naturalistes), provient du *scolex* de la ladrerie dans les viandes (*cysticercus cellulosæ*) et des proglottis ou sections du ténia, qui sont rejetés avec les excréments par les individus déjà affectés de ce dernier, principalement les omnivores et les carnivores.

D'après Roche-Lubbin, le scolex serait parfois héréditaire.

Le ténia se reconnaît à sa disposition en forme de bandelette, ou ruban, de plusieurs mètres de longueur, composé d'anneaux articulés et terminé par une tête très tenue, laquelle est tuberculeuse et munie de quatre petits suçoirs.

Le ver de la ladrerie est, au contraire, sous la forme d'une vésicule elliptique, gorgée d'eau, grosse comme une tête d'épingle, longne de 12 à 20 millimètres, large de 5 à 10, et même plus.

Cette vésicule, vue au microscope, présenté un corpuscule blanc, semblable à la tête du ténia, et constitue le *scolex*.

- - - - -

(1) Ce mémoire a été publié par le journal le *Messager de Mirande*.

II.

*Importance de l'inspection des viandes dans
l'intérêt de l'hygiène publique.*

Le très-remarquable mémoire de M. Bouley, de
l'Institut, inspecteur-général des Ecoles nationales
vétérinaires, et de M. Nocard, professeur à Alfort,
ainsi que le mémoire non moins important de notre
honorable collègue, M. Baillet, inspecteur de l'a-
battoir de la ville de Bordeaux ; l'un et l'autre pré-
sentés au Congrès national des vétérinaires de
France, en 1878 ; par les nombreux enseignements
que ces mémoires comportent sur l'importance des
viandes de boucherie, nous ont fait comprendre la
grande responsabilité qui nous incombe dans notre
délicate tâche d'inspecteur pour l'appréciation des
viandes qui sont livrées à la consommation publique
de notre population mirandaise.

De toutes les viandes malsaines, celles provenant
d'animaux affectés de la ladrerie seraient les viandes qui donneraient lieu, le plus souvent, à des accidents morbides sur l'homme, comme sur les
animaux.

Ces accidents se traduisent, outre les consé-
quences d'une alimentation de basse qualité, par la
manifestation du *ver solitaire,* dont les désordres
dans l'organisme ne sont que trop bien connus de
MM. les médecins et de nos confrères, MM. les vétérinaires.

Il importe donc, aujourd'hui surtout, en présence
de l'extension progressivement croissante de l'alimentation par les viandes, et des découvertes dont
le ténia et le cysticerque ont fait l'objet de la part
de nos savants observateurs, de se préoccuper de
cette question avec toute la sollicitude que récla-
ment du reste toutes les questions d'hygiène pu-

blique, qui encore intéressent autant la fortune générale que l'humanité.

Cette sollicitude est devenue d'autant plus urgente que, depuis quelques années, les importations étrangères de viandes de conserve, à l'état cru, même celles dites *vertes*, provenant de pays habituellement infestés par la ladrerie, tels que l'Amérique, l'Allemagne, la Russie, etc., ont pris un grand développement.

III.

Transformation du ténia.

Ajoutons à cela encore, ainsi que nous le rappellent l'éminent M. Bouley et le savant M. Nocard, avec M. Baillet, celui-ci dans son *Traité sur l'Inspection des Viandes*, que ces vers, par les transformations dont ils sont susceptibles, peuvent se procréer alternativement sous ces deux individualités parasitaires, ténia et cysticerque, selon la disposition des sujets qui en reçoivent le germe ou *scolex*, que chacun d'eux porte en lui-même.

C'est-à-dire que, si l'homme contracte le ver solitaire, par l'ingestion de la chair du porc ladre ; par contre, le porc devient ladre, par l'ingestion de proglottis ou d'œufs du *tœnia solium* rejetés par l'homme avec ses excréments (MM. Bouley et Nocard).

Le chien, le chat, les solipèdes, le mouton et la chèvre, qui, la plupart en sont assez fréquemment incommodés, peuvent aussi parfois, par cette dernière voie, transmettre la ladrerie au porc et au *lapin* (Milne-Edwards.)

Il a été constaté, également, que les viandes de bœufs recèlent, plus rarement sans doute, l'helminthe de la ladrerie (M. Cauvet et M. Arnould) ; comme aussi on a pu provoquer la manifestation de la ladrerie chez le bœuf et le veau par l'ingestion à

ces animaux des proglottis du ténia inerme, élimi-
nés par l'homme (Leuckart, Roll, Saint-Cyr, Masse,
Pourquier, Laboulbène, etc., etc.)

IV.

Nécessité d'une bonne cuisson pour les viandes ladres ou suspectes.

Disons toutefois que, malgré le danger incessant
que courent l'homme et certains animaux par l'u-
sage de ces viandes ladres, celles ci, bien que malsaines, deviennent inoffensives quand elles sont
consommées bien cuites.

Mais ces viandes sont-elles toujours d'une cuisson
suffisante ? Et peut-il en être toujours ainsi ?

Voici ce que nous relevons de l'excellent *Traité
sur l'Inspection des viandes de boucherie*, par
M. Baillet, précédemment cité :

Par suite de l'endémie de ver solitaire, en 1858,
dans la ville de Lille, la commission d'hygiène, qui
fût instituée, a établi dans son rapport de 1863, à
M. le Maire de cette cité, que, d'après des expériences sur les divers degrés de cuisson usuelle
dans les ménages, il faudrait nne température mi-
nimum de 75° pour faire périr ces helminthes, et
conclut à ce que « on ne peut pas compter sur ja
cuisson dans les ménages, pour faire périr les cysticerques et les mettre, par conséquent, dans l'im-
possibilité de se transformer. »

« Nous avons renouvelé, ajoute M. Baillet, les
» expériences citées par la Commission de Lille, et
» nous avons remarqué entr'autres choses que,
» dans un morceau de viande rôtie sur le gril, la
» couche extérieure recélait des cysticerques com-
» plètement carbonisés, alors qu'à une profondeur
» de 0. 04 centimètres, l'helminthe était complè-
» tement intact. »

Ainsi donc, les viandes servies saignantes, préparées à l'anglaise (*beefteaks*), très-savoureuses du reste, comme les viandes crues recommandées par nos médecins pour les malades ou les valétudinaires qui sont d'une constitution faible et anémique ; ainsi que les viandes salées, saucisses, saucissons, jambons, lards, etc., lorsqu'elles recèlent le ver de la ladrerie, serait d'un grand danger, surtout pour les personnes chez lesquelles les circonstances individuelles sont favorables à l'infection parasitaire.

Ces circonstances particulières se présentent, surtout, à constitution égale, chez le travailleur et particulièrement dans les corps d'armée en campagne, en raison des privations et des fatigues de la guerre, parce que les viandes salées, ou conserves, constituent une ressource très-importante.

Cette altération dans les viandes ladres, qui est parfois d'une constatation très-difficile dans la pratique, alors qu'elles sont très-peu affectées encore, réclame, dans l'intérêt de l'hygiène publique, toute la sagacité des hommes de science, sinon pour la prévenir, dans tous les cas du moins pour en entraver l'extension.

Les moyens thérapeutiques de prophylaxie spéciale par l'*hygiène*, donneraient assurément les plus heureux résultats, s'il était toujours permis de combattre à leur essence les influences particulières de la procréation de ces helminthes.

Aussi, vu ces difficultés, s'accorde-t-on à considérer les moyens de thérapeutique médicale sur les individus affectés comme les seuls d'une efficacité réelle.

DEUXIÈME PARTIE.

Ces moyens, en médecine humaine comme en médecine vétérinaire, sont tirés aujourd'hui presqu'exclusivement du règne végétal.

Les principaux sont : le kousso, l'écorce de racine de grenadier et les rhyzómes de la fougère mâle.

Mais le plus efficace et celui qui se recommande surtout autant par la promptitude de ses effets que par la simplicité de sa préparation, c'est le kousso.

V.

Le Kousso.

Cet agent pharmaceutique est d'origine orientale, de l'Abyssinie, fourni par le Koussotier, *Brayera anthelminthica, Kunth;* arbre de 8 à 15 mètres de hauteur, qui croît dans les massifs élevés de ce pays, à 3,000 mètres au-dessus du niveau de la mer, lequel donne des fleurs à sexes séparés sur le même sujet, disposées en grappes pendantes.

A l'état sec, les fleurs femelles sont de couleur rouge vineux; elles sont préférables aux fleurs mâles dont la couleur est d'un rouge plus clair, à étamines jaunes et d'une activité moindre.

Ces fleurs sont les seules parties de cet arbre exotique qui soient employées en médecine et que l'on trouve parfois à l'état de mélange.

On a remarqué qu'elles devaient leur action tænifuge à une huile grasse et à une résine; elles renferment aussi un principe particulier, la *Koussine*, qui est très peu connu, mais qui a dû faire assurément l'objet d'études spéciales récentes de la part de notre contradicteur M. X., pharmacien.

L'infusion de ces fleurs est légèrement amère et d'un arrière-goût spécial assez désagréable.

VI.

Doses et effets en médecine humaine.

En Abyssinie, où les populations sont exposées très-fréquemment au ténia, en raison de leur alimentation avec de la viande crue, ces fleurs sont réunies en petits paquets de 35 grammes, que l'on prend *en une seule fois*, broyées et délayées dans une corne de bœuf remplie d'eau (environ demi-litre), ou une sorte de bière appelée *taidge*. Il est d'usage d'en répéter l'administration tous les deux mois pour se guérir du ténia.

En France, les fleurs du Koussotier, importées. d'après M. le docteur Rabuteau, par M. Brayer, médecin français qui exerçait à Constantinople, où il les avait connues; et d'après M. le docteur Bouchardat, par M. Rochet d'Héricourt, et étudiées par W. Schimper, qui les a fait connaître, sont exemptes en elles-mêmes de tout principe toxique, contrairement à l'opinion bien connue ici de M. X., pharmacien, qui en a étudié aussi l'action dans la médecine du chien, et dont les documents *importants* qu'il nous a annoncés comme résultant des études et de ses recherches étendues et persévérantes font l'objet de ce mémoire, pour en faire connaître la valeur et faire apprécier ainsi loyalement notre contradicteur, dans cette question de *matière médicale appliquée*.

Les doses de kousso, d'après ces auteurs de thérapeutique et de pharmacie, MM. les docteurs Rabuteau et Bouchardat, que consacre du reste le *Codex*, seraient de 15 à 20 grammes; voici ses effets :

D'après le docteur Rabuteau : « En général, une » ou deux heures après l'ingestion du remède, le » malade a une première garde-robe, suivie de » deux ou trois autres dans lesquelles on retrouve » le ténia ou les débris de ce parasite; si vers midi » les effets du kousso ne s'étaient pas produits, on » administrerait de l'huile de ricin.

» Le soir, le malade peut dîner à peu près comme » d'habitude, car le médicament ne produit au » début qu'un peu de malaise et de dégoût qui » disparaissent bientôt.

D'après le docteur Bouchardat, ces effets hé-

roïques par le kousso seraient à peu près les mêmes,
cependant cet auteur rapporte qu'en Abyssinie, où
ce médicament est associé à des excitants, on n'é-
prouverait rien en prenant le kousso; mais, le remède avalé, on ne tarde pas à ressentir des nausées
qui déterminent beaucoup de malaise et de dégoût.

Toutefois, au bout de trois heures, ou quelque
fois de quatre à six heures, après une selle liquide,
le ténia est expulsé sous la forme d'un peloton blan-
châtre; et alors seulement l'Abyssinien ainsi traité
prend son premier repas, avec son appétit ordinaire.

Il n'y a que quelques années, nous fûmes vraiment
émerveillé de la fidélité de ses effets sur l'homme,
qu'une occasion nous permit de constater.

VII.

Doses en médecine vétérinaire.

Bien que, dans la médecine des animaux, le
Kousso n'ait été étudié méthodiquement jusqu'ici
en France que par M. X., *pharmacien, et encore
exclusivement sur le chien,* bon nombre de vétérinaires praticiens en ont cependant obtenu d'ex-
cellents résultats, ainsi que nous le relatons plus
loin, mais sans que cela soit donné dans les An-
nales vétérinaires.

Les vétérinaires allemands et russes, d'après
M. Tabourin, ancien professeur de l'Ecole de Lyon,
n'en seraient plus à leur premier essai; car cet
auteur après avoir rappelé que le kousso est consi-
déré comme un des meilleurs moyens d'expulser le
ver solitaire de l'homme, ajoute : « ce médicament
paraît souvent employé chez le chien et le mouton
par les vétérinaires allemands et russes. M. Muller
l'a donné à la dose de *quatre grammes, de deux
heures en deux heures, jusqu'à l'expulsion du
parasite.* Hartmann s'en est servi aussi avec succès
chez le mouton.

Dans cette citation, ni ailleurs, il n'est nullement parlé, par M. Tabourin, des doses à donner aux chiens.

Cependant, avant M. Tabourin, M. Lafosse, ex-directeur de l'École de Toulouse, en retraite depuis 1878, notre ancien maître, écrivait dans son *Traité de pathologie des animaux domestiques :*

« Le Kousso, poudre du Brayera, *anthelmintica,* de la famille des rosacées, est employé de temps immémorial dans l'Inde orientale comme spécifique contre le ténia.

» Il est malheureusement trop cher et souvent altéré (1).

» On le donne à la dose de 3 *à* 16 *grammes.* »

TROISIÈME PARTIE.

VIII.

Notre premier emploi du Kousso.

Convaincu de la sûreté des effets du Kousso et de la fréquence des cas qui peuvent s'offrir dans notre clientèle; vu surtout, sa promptitude d'action en même temps que ses avantages pratiques, nous conçûmes, en juillet dernier, le projet de faire l'essai de cet agent tænifuge.

Aussi, nous voulûmes préalablement nous renseigner sur son action dynamique et sur les doses usuelles chez l'homme.

______

(1) A l'époque où parut le *Traité* de M. Lafosse (de 1858 à 1868, 4 volumes), l'introduction du kousso en France ne datait que de quelques années; aussi la dose de 20 *grammes* se vendait-elle au prix, inabordable pour la médecine des animaux, de 20 *francs*; tandis qu'aujourd'hui cette même dose ne serait plus que de 2 *francs,* et encore, comme garantie de sa pureté, ces fleurs existent-elles dans nos pharmacies en petits paquets, que l'on pile à mesure des besoins.

M. X., pharmacien, notre collègue du Conseil d'hygiène et de salubrité publique de l'arrondissement, voulut bien nous donner les indications qui sont formulées par le *Codex*; et tout en nous assurant alors, de l'inocuité du kousso, consentit à nous laisser prendre des notes.

Deux mois après, ou le 21 septembre, une occasion se présenta pour notre premier emploi.

Ce fut sur un chien de M. L.; m. de la soc. d'ag., qui, prévenu par nous-même de notre inexpérience dans le maniement de ce médicament, mais sûr de la collaboration de M. X., son pharmacien habituel, adhéra à notre expérimentation.

Ce chien, bull-terrier, de *pure race*, âgé de 2 ans, très-fortement constitué et en parfait état d'embonpoint et de santé, se trouvait néanmoins affecté du *ténia avec récidive*.

Car, 2 ou 3 mois avant, traité par la décoction concentrée (ébullition jusqu'à réduction du tiers) d'écorce de racine de grenadier, ce chien avait rejeté le ver en très-grande partie.

Nous prescrivîmes la poudre de kousso, 15 grammes en infusion dans 250 grammes d'eau bouillante, et le tout (eau et poudre) à administrer tiède, en 2 fois, le matin, le chien étant à jeun depuis la veille à midi, et l'autre dose, 2 heures plus tard.

Le lendemain, 22, ce chien fut conduit à la campagne (10 kilomètres de la ville), et administré par les soins des domestiques de M. L.

De suite après l'absorption de la première prise, pour laquelle il opposa une grande résistance, comme du reste précédemment pour la décoction de grenadier, ce chien fut conduit à la promenade quelques instants, puis remisé.

Deux heures après, et avant l'administration de la deuxième dose, on trouva ce chien *mort*..., mais non sans laisser d'amers regrets dans le personnel de la maison, car la désolation y fut bien grande!!! Ah! et le notaire de l'endroit, donc!!! lui son ami!

le Pythias moderne!... Ce n'est pas qu'il regrettât son testament.., Oh! non! allez!!!

On crut à un empoisonnement, ce qui nous valut personnellement, de la part des serviteurs de M. L., les invectives les plus violentes, dont seul M. X., notre collègue, ne tarda pas à être informé par nous-même, comme notre unique collaborateur dans cette prescription.

Nous fûmes traité comme un criminel, avec menaces d'être fusillé sur le champ (SIC).

Assurément de pareils résultats n'étaient pas faits pour nous encourager à persister dans l'emploi du Kousso.

Cependant, assez préoccupé nous-même de cette mort inattendue, nous ne tardâmes pas à être rassuré par les informations très-obligeantes de nos honorables médecins et pharmaciens de la ville, que nous consultâmes en grande partie, et qui, s'inspirant de l'expérience d'une assez longue pratique et des écrits de divers auteurs, nous rendirent le courage.

IX.

Le pharmacien par trop osé.

M. X., pharmacien, seul, nous parut hésiter!

Mais, soit qu'il y eût de sa part alors une opinion préconçue défavorable sur le compte de cet essai, ou soit qu'il étayât son doute sur un grand nombre d'expériences faites par lui sur les chiens, et dont il nous avait laissé ignorer les résultats, M. X. ne crut pas devoir nous donner catégoriquement son sentiment à cet égard.

Au reste, dans ce cas, où il n'y eût, ainsi qu'on le verra bientôt, qu'une fâcheuse coïncidence dans la cause de la mort du chien de M. L.; M. X., pharmacien *spécialiste*, néanmoins fidèle à son opinion bien arrêtée, fondée sans doute sur les faits recueillis dans sa clientèle de la médecine des chenils, parut ne pas y croire.

Informations prises, ne pouvant rejeter cette mort sur le compte de la médication employée, et ce cas nous paraissant anormal, nous nous offrîmes à M. L. pour opérer l'autopsie de son chien. Il accepta, et, le 24, deux jours après la mort, nous nous rendîmes sur les lieux avec lui.

Après l'exhumation de la prétendue victime de la science, à laquelle on avait réservé, du reste, tous les honneurs dûs à sa naissance et à la pureté de son origine, tels que sépulture dans le parc, entre deux arbres emblématiques de la lugubre circonstance : nous procédâmes à cette opération.

Nos investigations qui ne portèrent que sur les organes renfermés dans l'abdomen et dans la poitrine, nous permirent de constater de suite, les lésions de l'*asphyxie* qui fût provoquée *ici* par un *emphysème pulmonaire accidentel*, lequel serait survenu, comme cela se présente parfois dans la pratique par les substances les plus inoffensives même, si on ne prend certaine précaution, pendant l'administration des remèdes liquides.

Quant à l'appareil gastro-intestinal, nous ne trouvâmes rien, pas même trace de la poudre de kousso que l'on croyait avoir administré.

Evidemment ce fût là, la cause de la mort et nous l'expliquâmes à M. L.

Ce vilain Kousso !! qui eût le tort de ne pas être d'un goût plus savoureux que la détestable décoction d'écorce de racine de grenadier et par conséquent tout aussi difficile à ingurgiter !!!

A notre rentrée à Mirande, nous nous empressâmes de faire part de ces résultats à MM. les pharmaciens qui nous avaient soutenus de leurs bons avis, sans oublier même M. X. bien que moins favorable et qui fût particulièrement prévenu de notre persistance dans l'emploi du Kousso aux mêmes conditions de dosage.

Et à dater de ce jour, tout nous faisait espérer l'oubli de l'impression première essentiellement fâcheuse pour nous, sur le cas de ce chien *mort asphyxié* qui devait partager en cela le sort commun réservé à tout ce qui finit ici-bas.

X.

M. X. spécialiste en présence de nos expériences.

Mais erreur... soit que M. X. doutant de nos affirmations sur le compte des résultats de l'autopsie, se fût réservé comme *spécialiste* son contrôle par des recherches scientifiques, auxquelles cependant, il ne crût pas devoir nous associer, ou soit qu'il ait voulu avoir seul le mérite de la découverte lumineuse qu'il attendait de ses études sur l'action du Kousso et dont l'indiscrétion des habitués privilégiés de sa pharmacie entr'autres son Emile, un postulant de la soc. d'ag.! le M. à la *poutre proverbiale*! aurait livré prématurément le secret au public : ou soit encore que dans l'égarement de leurs regrets inconsolables... les serviteurs de M. L., informés de la decouverte du susdit spécialiste se soient faits l'écho de ce qui se passe dans son officine; le public de tous lieux et conditions à Mirande comme ailleurs n'a discontinué jusqu'au 1er décembre (environ 2 mois) de nous considérer dans ce cas comme coupable d'empoisonnement par imprudence sur le chien de M. L. (cas prévu d'après les uns par l'art. 1383 du code civil et d'après les autres par l'art. 452 du code pénal). Avis à Messieurs les gendarmes toujours prêts à faire respecter la propriété et à servir la loi.

Toutefois nous ne prétendons pas suspecter le désintéressement de M. X. notre contradicteur dans ses *consciencieuses* recherches scientifiques ni dans le débit de ses drogues et de ses *spécialités :* nous ne voulons même pas faire intervenir ici outre *cer-*

taines coteries d'intérêt privé et de mauvais aloi,
les intérêts particuliers de famille qu'il aurait sem-
blé vouloir servir en allant à l'encontre d'un *fonc-
tionnaire , vétérinaire sans concurrent à Mirande* (1), n'entendant nullement en cela nous
prévaloir des fâcheuses coïncidences pour lui et
ses privilégiés qui lui feraient perdre le mérite de
ce désintéressement.

Car M. X. pharmacien est bien au-dessus de ces
mesquineries... il est grand... grand et grave comme un homme de science... grave comme un al-
chimiste !!!

Cependant, et quoiqu'il en soit, notre contradicteur M. X. nous permettra de vérifier la valeur de
cette découverte, de ce nouveau rayon de lumière
scientifique qui devait nous faire bannir à tout ja-
mais le Kousso de notre pratique de médecine
vétérinaire.

D'abord, disons que le 27 novembre ou 2 mois
après la mort du chien de M. L., alors que nous ne
pouvions ignorer toutes les calomnies dont nous
avions été l'objet dans le public à ce sujet, le hasard
nous mit sous la main un chien destiné à être
sacrifié.

Ce chien, âgé de 3 mois, anémique et très-
maigre était affecté depuis quelques jours de la
maladie particulière à son espèce bien que traité
préventivement par le spécifique, les *pilules canines* dont M. X. pharmacien paraît seul ici posséder
le secret, et qui présentait néanmoins des accès
d'épilepsie symptômatique du plus mauvais augure.

Voulant profiter de cette occasion pour expéri-
menter le Kousso, nous entrâmes dans la pharmacie

---

(1) On rapporte que notre concitoyen M. *Labat*,
cousin de M. X., actuellement élève de l'école de Toulouse, promet de faire un excellent sujet et que son
professeur de clinique M *Labat* en fait le plus grand cas.

Notre futur confrère ne se recommandera-t-il pas
assez par lui-même ?

de M. X. pour lui acheter 8 grammes de ce remède
en poudre.

QUATRIÈME PARTIE.

XI.

Étrange confidence de M. X., spécialiste.

C'est ce jour-là seulement, et alors que personne
ne pouvait plus l'ignorer, mais toutefois spontané-
ment et sans l'avoir sollicité, que M. X. voulut bien
nous communiquer, enfin, l'opinion si *parfaitement
assise* qu'il s'était faite sur le Kousso, depuis le
mois de septembre dernier.

Cette opinion résulte de *constantes études* sur
ce sujet, appuyée d'un fait rapporté par M. C.........,
que celui-ci aurait observé en Afrique, et de *divers
documents* très-autorisés, entr'autres une *consultation* de l'École nationale vétérinaire de Toulouse.

Nous rapportons cette opinion *mot pour mot :*

« Le Kousso a une action spéciale sur le chien ;
» il est éminemment toxique ; C.......... M'A DIT
» qu'en Afrique, 4 grammes auraient tué subitement
» son chien de montagne, et que, du reste, dans
» aucun cas, d'après l'opinion de l'École vétérinaire
» de Toulouse, exprimée par une lettre, *on ne doit
» dépasser 2 grammes.* »

Quant aux autres documents annoncés aussi par
M. X., nous n'avons pu en obtenir encore la divul-
gation. Les réserverait-il à sa postérité ?

Cette opinion, M. X. nous la donna pour si *vraie*
et si *convaincue* qu'il se refusa obstinément à tout
contrôle par l'expérimentation.

Toute insistance dans ce but vint se heurter
contre sa grande obstination, bien qu'il ne pût
ignorer tout ce que notre premier emploi du Kousso
eût de fâcheux pour nous dans l'opinion publique
et dans les procédés violents des serviteurs de M. L.

Force donc, fût alors, ainsi que nous l'annonçâmes à M. X., notre contradicteur, de recourir au concours d'un de ses collègues que nous désirions associer à notre première expérience, en raison de la compétence de MM. les pharmaciens, et où d'ailleurs, il ne restait plus qu'à constater :

1° L'administration du Kousso de sa pharmacie ;

2° La dose de plus de 2 grammes ;

3° Ainsi que la mort instantanée du sujet, qui devait s'en suivre.

Malheureusement, ainsi qu'on le verra ci-après, ce dernier résultat n'a pu se produire ; car sans cela, M. X., pharmacien, membre du jury médical, notre collègue encore de la Société d'agriculture et de viticulture de l'arrondissement de Mirande, aurait eu droit *aux lauriers* que décerne annuellement la *Société protectrice des animaux*; ainsi qu'à la distinction non moins flatteuse et tout aussi recherchée, par dérogation aux usages en sa faveur, d'Archiviste-Bibliothécaire de ladite soc. d'agr., par suite de la démission (1er juillet 1879) de son titulaire ; distinction où depuis cette vacance il s'est trouvé beaucoup d'appelés, mais encore point d'élus.

Sans doute, hélas! le chien bien-aimé de M. L. trépassa! O pauvre Oreste !!! lui qui fait couler encore des flots de larmes !!! Mais de quelle mort douce! N'est-ce pas une consolation pour ceux qui restent ?...!

Evidemment aussi, c'était là la découverte que se proposait M. X., le *moyen introuvable d'une mort douce*, sans doute dans ce que nous avons appelé, d'après les auteurs, MM. les docteurs Bouchardat et Rabuteau, la *Koussine*, qui, en ce cas, aurait eu assurément la place d'honneur, au besoin, dans sa collection de *Canicures*, sous le nom *cabalistique* propre à en garantir le droit de propriété : **Korizéjouanténillenrira** (1).

Notre contradicteur acharné, lui dont le cœur

---

(1) Ecrit selon la prononciation franco-alsacienne.

est si impressionnable et si compatissant à l'endroit des bêtes de l'espèce canine, n'aurait-il pas préféré, dans cette expérience, l'emploi de l'agent de destruction que nous avions produit publiquement le même jour sur un sujet de mauvaise mine, et qui eût aussi le sort du chien trépassé (sic, *mais cas de légitime défense*), sur ce chien bull-dogs, dit *boule - dogue*, de la société...................... l'*ornement-réclame* de certains étaux de viandes (1), vaillant aux combats, mort sur les *arènes improvisées* de notre belle place d'Astarac ! victime d'une *décoction* de bois de houc. *Requiem æternam !!!*

Oh! alors, par son contraste avec le cas, mal fondé toutefois, du chien de M. L., quelle beauté de perspective!... au tableau si bien dépeint par les adeptes de l'école de notre spécialiste! Mais, c'est qu'avec nous... à tout seigneur tout honneur.

Nous dirons donc que notre choix, pour cette expérience, se trouvait tout tracé.

XII.

Première expérience.

M. Pédeilhès, pharmacien de 1re classe, notre collègue aussi au Conseil d'hygiène, successeur du regretté M. Ducos, voulut bien, non sans exiger quelques explications (*ce qui fait son éloge*) sur l'abstention volontaire et très-résolue de notre contradicteur, nous prêter son gracieux concours.

Nous dûmes attendre que ce chien épileptique, âgé de 3 mois, se fût remis de son deuxième accès depuis 7 heures du matin; et à 9 heures nous lui administrâmes le Kousso de la pharmacie de M. X.,

____

(1) A Mirande, comme ailleurs, nous avons des bouchers plus soucieux les uns que les autres de la qualité de leurs marchandises : c'est ce qu'établissait encore une fois, le service d'inspection vétérinaire du 2e trimestre 1879.

dosé 6 grammes et préparé sous les yeux même de M. Pédeilhès.

Ce chien y parut indifférent, rien ne révéla le moindre dérangement ni la moindre action par le Kousso.

Une heure après et durant toute la journée, ce chien pendant les courtes intermittences de son affreuse maladie, prit *sans y être contraint* du très bon bouillon gras, en tout environ 2 bols de moyenne capacité dont le charitable M. Tartas, maître d'hôtel, fit les frais.

M. notre contradicteur, son Emile et la propriétaire du chien, Mme v^e L., furent avisés dès la première heure de ces résultats. Nous y tenions, pour prouver surtout à notre *aimable trinité* qu'il ne pouvait rien y avoir de barbare pour ce sujet dans cette expérimentation, puisqu'il lui fallait aussi une *mort douce*.

A une heure de relevé, ces accès d'épilepsie même se présentèrent moins longs et moins violents : ce qui nous décida à tenter de sauver ce chien. Mais, hélas ! vain espoir; à minuit notre malade eût un dernier accès suivi d'une prostration générale jusqu'au lendemain 2 heures de l'après-midi, heure à laquelle il expira.

Bientôt après, l'autopsie ne révéla aucune trace nécroscopique de la dose nocive, pour ce cas du moins, du Kousso ; et la mort d'après les lésions ne put être attribuée qu'à la maladie dont ce chien se trouvait affecté, malgré même les *pilules canines* de M. X. *spécialiste*.

En relevant cette dernière circonstance nous ne pensons point discréditer le *spécifique* de notre important contradicteur, dans ces pilules bien que d'un prix plus élevé que celui de toutes les pilules connues dans les deux médecines, mais lui... insinuer dans l'intérêt de sa *précieuse* découverte qu'en médecine et surtout pour ce cas de *maladie des chiens* il importe beaucoup, avant tout traitement, de discerner l'état de *santé* de l'état de *maladie* et dans ce dernier cas de bien établir préalablement le *diagnostic* et le *pronostic* de cette affection.

Car, il nous a été rapporté encore un *fait* où un chien serait mort (oh ! mais... erreur de pronostic sans doute) dans la journée même de l'administration *de ces pilules canines infaillibles*.

XIII.

Deuxième expérience.

Encouragé par ces résultats, nous poursuivons notre expérimentation toujours avec le Kousso de la pharmacie de M. X.; mais ici avec le concours de nos honorables confrères M. Pruès, vétérinaire à Tillac, et M. Escudé, vétérinaire à Sainte-Dode, que nous remercions sincèrement ici de leur réponse empressée à notre appel.

Ce fût sur un chien que le 30 novembre dernier un de nos clients par sympathique intérêt pour nous, mit à notre disposition.

Ce chien, race de berger, dit labric, âgé de 2 ans, moyenne taille; est bien constitué, en bon état et en parfaite santé.

Le 1ᵉʳ décembre, à 2 heures de l'après-midi, nous administrâmes à ce chien à jeun de la veille, 15 grammes de Kousso que nous venions de recevoir de la pharmacie de M. X.

Ce chien, lui aussi, opposa beaucoup de difficulté à cette administration, mais il fût scrupuleusement constaté qu'il en avait avalé 10 grammes.

Rien non plus de particulier sur ce chien, et 2 heures après, il fût constaté encore par tous qu'il se trouvait de fort bon appétit.

XIV.

Opinion VRAIE *de l'École nationale vétérinaire de Toulouse.*

Il ne nous restait donc plus qu'à examiner ce que l'Ecole nationale de Toulouse pouvait avoir de contradictoire dans l'action du kousso-tœnifuge.

Dans ce but nous prévalant des résultats de nos expériences : par lettre du 8 décembre nous eûmes l'honneur de solliciter de M. Baillet, notre ancien professeur et très-cher maître, l'opinion de cette école.

Et aux questions posées par nous, M. le Directeur nous fit répondre à la date du 15, par M. Neumann professeur des cours de *matière médicale* et d'histoire naturelle :

«   .   .   .   .

« Il n'existe rien dans la science qui autorise à » admettre que le kousso renferme en lui-même » un principe toxique déterminé.

«   .   .   .   .

«   .   .   .   .

« Enfin, quant à la dose à laquelle le kousso, » peut-être employé sur le chien de forte taille, la » question ne me paraît pas avoir été étudiée » méthodiquement.

«   .   .   .   .

« On peut considérer comme pouvant s'appli- » quer aux chiens, les doses adoptées en médecine » humaine où on le donne aux adultes par 15, 20, » 30 *grammes et plus*, en une fois. »

Evidemment d'après les termes de cette consultation qui nous est on ne peut plus favorable, il est permis de penser que l'opinion publique a été complètement dupe des insinuations répandues par ceux-mêmes qui se sont faits l'écho des prétentions de notre *spécialiste* M. X. pharmacien.

Et toi, ô kousso !!!...

Désespéreras-tu encore ?...

Rassures-toi !... l'heure de justice approche ; et quelle que soit l'*amertume* de ta *nature*, l'humanité t'élèvera un monument pour te vénérer, t'aimer et te respecter comme le *gui de chêne* des *druides*, l'emblème de l'immortalité et de l'éternité du monde.

XV.

NOUVEAUX FAITS *confirmant l'opinion de l'École vétérinaire de Toulouse.*

TROISIÈME EXPÉRIENCE.

Néanmoins, vu les coïncidences fâcheuses, bien que très-rares, signalées par MM. les docteurs Trousseau et Lereboullet, chez l'homme : le 18 décembre M. le docteur Defos du Rau, médecin-major du 88e de ligne, à Mirande, que nous venions d'informer de nos travaux de recherches expérimentales, nous offrit de continuer ces expériences avec son bienveillant concours, sur son chien, affecté de maladie externe que nous avions en traitement.

Ce concours fut accepté avec empressement, mais exclusivement pour opérer sur notre chien de berger, que nous possédons encore en parfaite santé.

Le kousso fut pris, cette fois, chez M. Lassus, pharmacien de première classe.

La poudre provenait de sommités non avariées et fraîchement pilées.

A 9 heures du matin, notre chien en a avalé 18 grammes, mais non encore sans beaucoup de difficultés.

La moitié de cette poudre fut administrée en bols, l'autre moitié délayée dans de l'eau tiède.

Dans cette expérience seulement, il nous a été permis de constater les effets rapportés par M. le docteur Bouchardat, tels que du malaise et des nausées ; mais il n'y eût qu'une très-légère purgation, et encore le lendemain matin, à 8 heures.

L'appétit du chien, toutefois, dans ce cas aussi, s'est maintenu.

Ces effets furent observés également par notre estimable confrère, M. Pérès, vétérinaire de l'armée, en retraite.

XVI.

DERNIÈRE EXPÉRIENCE.

Le Kousso à la dose de 35 grammes.

Désireux de savoir si la résistance opposée ordinairement, à l'ingurgitation, tient plus à la saveur qu'au mode de préparation du kousso, nous en avons examiné comparativement le goût concurremment avec la décoction de grenadier.

Dans ce but nous avons goûté et avalé ces deux médicaments préparés d'après leur emploi usuel, par les soins de M. Abadie, pharmacien de 1re classe, ancien interne des hôpitaux de Paris.

L'infusion de kousso nous a paru légèrement amère d'un arrière-goût spécial caractéristique, et d'une déglutition un peu gênante en raison de la consistance mi-pâteuse que lui donne la poudre laissée en suspension.

Tandis que la décoction d'écorce de racine de grenadier, serait d'une amertume un peu plus prononcée à arrière-goût acerbe mais d'une déglutition plus facile.

Voulant connaître ensuite, autant la forme de préparation qui conviendrait le mieux pour l'administration du kousso que sa dose toxique; bientôt après, nous en donnâmes 35 grammes sous forme d'*electuaire* à notre chien de 2 ans qui l'avala sans difficulté.

M. Pérès, vétérinaire en retraite, et M. Abadie purent constater avec nous qu'à part un état de lassitude, ce chien ne présenta aucun dérangement, il n'y eût même pas de nausées ni de purgation.

Aussi, nous nous demandons si dans les effets remarqués avec M. le docteur Defos du Rau, médecin-major, et M. Pérès, vétérinaire en retraite, l'impressionnabilité nerveuse que provoqua la contention prolongée du sujet dans la précédente expérience, n'avait pas eu sa grande part d'action par influence sympathique sur le tube gastro-intestinal?

Peut-être que notre savant contradicteur se réserve-t-il de son côté d'étonner le monde médical par ses travaux scientifiques sur ce point encore; en l'expliquant par un mouvement de double décomposition chimique qui serait dû à l'action d'un principe fermentescible sucré sur la koussine et les autres éléments actifs du kousso. A moins toutefois que ce savant ne découvre dans ce sujet un *Mithridate* de l'espèce canine.

XVII.

Le Kousso à Auch et en Afrique.

Le 20 décembre dans un voyage à Auch nous avons eu occasion de nous entretenir de nos études et observations sur le kousso.

Notre honorable confrère M. Labédan, président de la société vétérinaire du Gers, nous a affirmé qu'il avait toujours administré le kousso aux chiens avec le plus grand succès.

M. Fittère, pharmacien de 1re classe (pharmacie centrale du département), tout en nous confirmant les dires de M. Labédan nous a déclaré aussi que l'emploi du kousso sur le chien ne pouvait plus faire question à Auch, en raison de ses effets héroïques et de la fréquence de son emploi.

Car ce pharmacien aurait vu des ordonnances où cette poudre se trouvait portée à la dose de 20, 30 grammes et plus.

Enfin, nous rappelant les bons souvenirs que nous avait laissés, à Mirande, M. le docteur Capdevielle, aide-major de 1re classe des bataillons actifs du 88e de ligne, nous lui fîmes une visite pendant laquelle nous crûmes devoir le consulter sur les effets du kousso en Afrique où ce médecin distingué a tenu garnison pendant quelques années.

Car d'après M. le docteur Delpech, M. Inda aurait constaté que les chirurgiens militaires signalent l'*endémicité permanente* du ténia, dans cette occupation française.

M. le docteur Capdevielle, nous a confirmé pleinement aussi, les effets heureux par le kousso, administré aux mêmes doses sur le chien, comme sur l'homme.

Un de ses chiens même, de grande taille, un *lévrier* d'Afrique, aurait été traité par lui-même avec tout le succès désirable.

C'est le fait du susdit CHIEN DE MONTAGNE MORT SUBITEMENT, EMPOISONNÉ PAR 4 GRAMMES DE KOUSSO, et que nous a rapporté notre contradicteur M. X. (voir § XI).

Oh !... M. le spécialiste !!... est-ce que dans l'habitude de la vie, vos souvenirs sont toujours aussi fidèles ?

Et cette lettre de l'école vétérinaire de Toulouse ?... Cette *consultation !*... où l'avez-vous ?

On sait qu'elle existe, mais par qui a-t-elle été signée ?

Ne serait-ce pas une des formes de ces *documents* qui sont d'un usage si familier aux médicastres, nos voisins ; les empiriques des 4 points cardinaux de notre commune ?

Nous ne saurions le croire encore !!...

Vous ne voudriez pas que la ville de Mirande dont les encouragements sont acquis depuis plusieurs années à nos confrères diplômés, redevint dans son n° 3, place d'Astarac, le centre de la circonvolution machiavélique de ces concurrents sans titre ni scrupule ?

Car, vous ne pourriez avoir, dans ce cas, l'excuse d'ignorer que ces médicastres sont encore l'écueil des vétérinaires zélés et actifs qui se sont succédés dans la contrée depuis plus de 50 ans (voir le § F, pages 5, 6 et 7 de notre *Rapport administratif* de 1879 qui nous valut, outre l'allocation de 100 fr.

votée à l'unanimité par le Conseil municipal pour être imprimé, mis en brochure et distribué aux administrés; les remerciments particuliers, et aussi... *sincères* que *désintéressés* de M. X. pharmacien); et que tous ces vétérinaires, comme nous, vos collègues aussi de la soc. d'agr. sont également très soucieux du progrès de leur difficile et pénible profession, et partant de servir le plus utilement possible les intérêts des agriculteurs (1).

Mais non,... vous ne vous serez pas oublié à ce point : vous, dont les habitudes de... *désintéressement* sembleraient ne pouvoir plus faire doute ici.

XVIII.

CONCLUSIONS.

Ainsi, il résulte de ces études et observations que le kousso dans son état de pureté n'est point toxique, ni ne peut avoir une action *spéciale* sur le chien.

Que les doses de 3 à 35 grammes, qui, d'après nos recherches et nos expériences, seraient aussi inoffensives pour le malade qu'actives contre le ténia; nous paraissent plus que suffisantes pour obtenir l'effet tœnifuge sur le chien : lesquelles

---

(1) Au nombre de ces médicastres. se trouvait naguère un de nos palefreniers de l'école de Toulouse, où il fit pendant 6 ans le pansage des chevaux.

Néanmoins, cet empirique, de 1852 à 1877, période de 25 ans, sut obtenir la confiance des agriculteurs de sa commune qui est limitrophe de la résidence de 4 vétérinaires diplômés qui l'entouraient.

Et, ce. qu'il y eût de plus singulier encore, c'est que; autant il fût recherché pour la médecine du bœuf et du porc. autant il fût délaissé pour la médecine du cheval... affaire de confiance *aveugle* !!!

Que l'on juge, alors, des autres au nombre d'une demi-douzaine, non compris notre insinuant *pharmacien spécialiste*, et qui tous sont bien mieux initiés aux habitudes *vétérinaires routinières* des campagnes.

doses encore, et sans se préoccuper d'un danger
d'empoisonnement, devront être déterminées d'après
l'âge et la taille des sujets, absolument comme dans
la médecine humaine.

Et que sous forme d'*électuaire*, il sera toujours
plus facile de l'administrer qu'en suspension dans
son infusion.

C'est du reste, d'après ce que nous rapporte M. le
docteur Capdevielle, la forme qui est généralement
adoptée en Afrique pour la médecine du chien.

Nous dirons plus à M. le *pharmacien*, notre contradicteur ; nous en rapportant en cela à l'origine
probable de la synonymie de cette substance médi-
cinale, que s'il s'était donné la peine de lire plus
attentivement M. le docteur Bouchardat (1), qu'il
doit posséder dans sa bibliothèque comme un des
meilleurs auteurs de *matière médicale ;* il aurait eu
la satisfaction de constater qu'il pouvait se faire
servir impunément, à la rigueur, le *kousso* dit
kousso d'âne vrai *Brayera anthelmintica*, absolument comme le plat de fraises qui sont fournies
aussi par une plante bien connue, le *fragaria sativa*
de la même famille que le koussotier : ou encore
comme le *chou-fleur*, le *brassica oleracea botrytis ;*
cette *crucifère* dont il est si friand, tout aussi inof-
fensive pour son tempérament et que nous lui
offrons en *salade*, sous la forme de ce mémoire.

Puissent donc, les résultats de ces études et de
ces faits d'observation expérimentale contribuer à
la *réhabilitation* à Mirande et les cantons voisins,
de la réputation méritée du kousso, un instant
compromise par notre... imprudent *ami* M. X.,
notre collègue au conseil d'hygiène, etc., etc., et
puisse ce modeste travail, lui servir encore à comprendre, avec les dispositions d'esprit qui le carac-
térisent, dans les questions humanitaires de cette
importance, la sagesse du proverbe :

---

(1) Tome II, 4e édition page 722.

Si la parole est d'argent,

Le silence est d'or.

Toutefois et avant de clore ce mémoire de réhabilitation pharmaceutique où à certains points de
vues, j'ai dû compter sur l'indulgence des lecteurs
du journal le *Messager de Mirande*; si les déve-
loppements que nous avons cru devoir lui donner,
peuvent le rendre de quelque intérêt, particulièrement, pour nos honorables confrères MM. les vétérinaires; le mérite en revient aussi, en grande
partie, à nos collaborateurs qui de près ou de loin
par leurs savants écrits, leurs communications ou
par leurs concours dans nos expériences, nous ont
soutenu et encouragé; et que nous tenons à re-
mercier, encore une fois, ici.

Nous remercions également, notre *aimable* concitoyen M. X......, pharmacien, etc., etc., de nous
avoir fourni l'occasion, sans y être provoqué que
par le désir de mettre au grand jour son talent et ses
convenances professionnels, de traiter une question de
cette importance, qui cependant, et nous le recon-
naissons, toute modestie, même, mise de côté; en
raison surtout des considérations d'*hygiène publique*, d'*économie domestique* et de *médecine pratique* qui s'y rattachent et que nous ne pouvions
qu'effleurer dans ce travail; cette question disons-
nous, aurait eu à gagner encore en des mains de
vétérinaires mieux autorisés.

Mirande, le 1er janvier 1880.

J.-M. DELSOL,

Vétérinaire inspecteur de l'abattoir et des viandes de la
ville de Mirande, etc., etc.

Mirande, impr. Cabeylle.

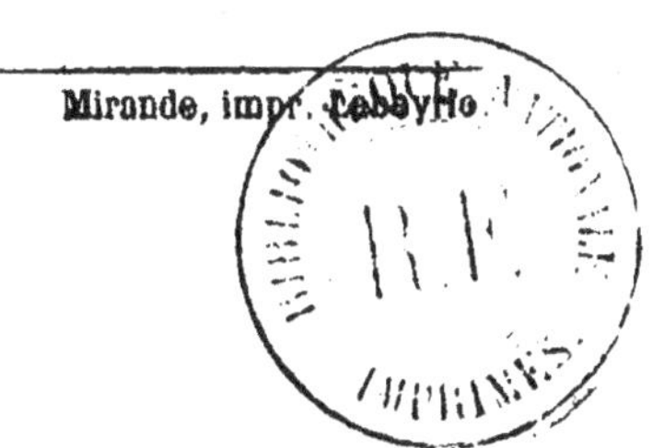